SUR LES FALSIFICATIONS

QU'ON

FAIT SUBIR AU CHOCOLAT;

NÉCESSITÉ DE LES RÉPRIMER;

PAR A. CHEVALLIER,

Membre de l'Académie impériale de médecine, du Conseil de salubrité, etc.

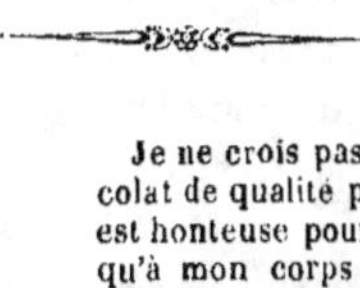

> Je ne crois pas qu'on puisse fabriquer du cho-
> colat de qualité plus inférieure ; cette fabrication
> est honteuse pour le commerce. Je n'en fabrique
> qu'à mon corps défendant et pour soutenir la
> concurrence ; je n'ai qu'un regret, c'est celui de
> croire que l'administration est impuissante pour
> s'opposer à cette pitoyable fabrication.
>
> *(Extrait d'un procès-verbal dressé par l'un de
> MM. les commissaires de police de la ville de
> Paris, lors de la prise d'un échantillon de cho-
> colat supposé falsifié.)*

Parmi les produits qui sont employés dans l'alimentation, il en est un, *le chocolat* (1), qui mérite à tous égards de fixer non-seulement l'attention de l'administration, mais celle du consommateur ; car ce produit, auquel on a d'abord donné le nom de *chocolat de santé*, est, dans une foule de cas, le sujet de fraudes qu'il serait temps de réprimer, non-seulement dans l'intérêt du commerce en général, mais encore dans l'intérêt de la santé publique. En effet, ne sait-on pas que dans les classes ouvrières, lors de la convalescence, le chocolat est un des aliments aujourd'hui les plus employés ? Quel bien veut-on que le malade éprouve, si, au lieu de lui administrer du chocolat bien préparé, on lui fait prendre un de ces mélanges informes qui n'ont du chocolat que le nom ? Ce produit falsifié ne peut-il pas, dans ce cas comme dans un

---

(1) *Le chocolat*, qui de temps immémorial est la boisson favorite des Mexicains, n'a été importé à Saint-Domingue qu'en 1506, par d'Estiaca. Il ne fut introduit à Paris qu'au retour du mariage de Louis XIV avec l'infante Marie-Thérèse d'Autriche, en 1660. A cette époque, il fut le sujet d'une entreprise commerciale faite par le sieur Chaillou, officier de la reine, qui obtint un privilége pour en vendre seul pendant un certain nombre d'années, il s'était établi rue de l'Arbre-Sec, près la fontaine.

grand nombre d'autres, être le sujet d'accidents et même de maladies plus ou moins graves ?

On sait que la préparation connue sous le nom de chocolat est d'origine mexicaine ; que les Portugais, les Italiens, et surtout les Espagnols, en faisaient un très-grand usage, et que cette préparation hygiénique s'est propagée en France, à tel point que la consommation du cacao est maintenant considérable, et que la fabrication du chocolat en grand est devenue une opération industrielle indispensable (1).

Nous ne nous occuperons pas de la fabrication ni de la préparation du chocolat, mais seulement des fraudes qu'on lui fait subir. Nous dirons toutefois que le chocolat ne doit point contenir les produits que les fabricants peu consciencieux y font entrer, et que cet aliment ne doit renfermer que du cacao, du sucre et des aromates. A l'appui de ce que nous avançons, nous donnerons ici la formule du *Codex*, qui, selon nous, est *la formule officielle du chocolat de santé* :

Cacao-caraque....................	3 kilogrammes (2).
Cacao-maraignan...............	3 —
Sucre en poudre grossière.......	5 —
Cannelle........................	32 grammes (3).

On conçoit que les fabricants ne doivent point être astreints à l'emploi de cette formule pour la fabrication des chocolats destinés à l'alimentation ; mais selon nous, ce que l'administration est en droit de leur demander, c'est de ne pas faire entrer dans les chocolats autre chose que le *cacao*, le *sucre* et les *aromates*. Dans le cas contraire, il nous semble qu'aux termes de la loi, il y aurait tromperie sur la nature de la marchandise, falsification, et qu'on pourrait leur appliquer la loi des 10, 19 et 27 mars 1851.

Si le fabricant veut se soustraire à l'application de ces articles de la

---

(1) En dix ans, de 1827 à 1836, inclus, il a été importé en France 19,987,035 kilogrammes de cacao, d'une valeur de 17,988,277 francs.

(2) Les semences du cacao doivent être mondées à la main pour enlever 1° les matières étrangères ; 2° les semences altérées. Après la torréfaction, elles doivent aussi être débarrassées des enveloppes, des germes et des parties altérées qui auraient pu échapper au premier examen.

(3) Le chocolat vanillé se prépare en ajoutant à 500 grammes de pâte de chocolat de santé 2 grammes de vanille pulvérisée par l'intermède du sucre.

loi, il faut qu'il *fasse connaître franchement, loyalement la nature de la marchandise qu'il vend ; qu'il désigne sa préparation par des dénominations qui puissent faire connaître sa composition.* Ainsi, on pourrait désigner les chocolats allongés par les noms de *chocolat à la farine,* — *à la fécule,* — *à la dextrine,* — *à l'huile d'amandes douces,* — *privé de beurre de cacao,* — *au suif de veau,* — *aux écorces de cacao,* *à la chicorée* (1), etc. Le consommateur saura alors ce qu'on lui présente sous le nom de *chocolat à bon marché,* et nul doute qu'il ne rejette un produit qu'il n'a demandé et qu'il n'achète que parce qu'il ne sait pas ce qu'on lui vend.

On voit par ce que nous venons de dire, que le chocolat livré à bon marché n'est pas du chocolat : *c'est un produit falsifié, auquel on a ajouté diverses substances étrangères.*

Les recherches qui ont été faites sur le chocolat ont fait connaître que cette préparation a été altérée de diverses manières :

1° On le prépare avec des semences de cacao qui sont plus ou moins altérées ;

2° On prive le cacao de la plus grande partie du beurre qu'il contient, et on remplace ce beurre par de l'huile d'amandes douces, par des graisses de veau et de mouton (2) ;

3° On substitue au sucre des cassonades, qui contiennent des matières étrangères au sucre ;

4° On y fait entrer les enveloppes du cacao, les coques qu'on a réduites en poudre ;

5° On y incorpore des farines de blé, de riz, de lentilles, de pois, de fèves, de maïs ; de l'amidon, de la fécule de pommes de terre, de la dextrine dite *xantine* ;

6° Enfin, on a constaté la présence, dans cette préparation de première nécessité, de la sciure de bois (3), de l'ocre rouge, du minium, du cinabre (sulfure rouge de mercure, vermillon) (4).

On sait que certains fabricants déloyaux sont malheureusement portés, par un esprit de lucre, à falsifier les marchandies qu'ils vendent en

---

(1) Un crèmier a déclaré savoir qu'on faisait entrer de la chicorée dans du chocolat ; mais nous n'avons pu, jusqu'à présent, nous procurer cette sorte de chocolat fraudé.

(2) *Gazette de Metz,* novembre 1844.

(3) Stanislas Martin.

(4) *Sentinelle des Pyrénées.*

substituant des produits d'une moindre valeur à des produits d'un prix plus élevé. Eh bien! chose que nous pourrions appeler infâme, ils sont encore poussés par des hommes plus cupides qu'eux à faire des falsifications. En effet, nous avons la conviction que des fabricants de produits destinés à falsifier les substances commerciales, se présentent chez les fabricants pour leur faire des offres de service. Ainsi, on a présenté à des fabricants d'amidon et de fécule, de l'albâtre gypseux en poudre; on a offert dans tout Paris des thés avariés et raccommodés, des faux cafés; et, chose qu'on ne croirait pas si elle n'avait été constatée d'une manière légale, le courtier d'un de ces faux cafés, *de cette sale marchandise*, avait menacé l'épicier qui lui refusait d'en faire l'acquisition.

Mais une pièce singulière, et qui se rapporte au chocolat, est la lettre suivante; elle nous a été communiquée par M. B..., pharmacien, qui fabriquait du chocolat :

« La nécessité de mettre le chocolat à la portée de toutes les bourses,
« oblige les fabricants à y incorporer des matières plus ou moins étran-
« gères au cacao. Parmi ces substances, les farines et les fécules sont,
« sans contredit, celles qui, jusqu'à présent, offraient le moins d'incon-
« vénients, et cependant elles ne laissent pas que d'en avoir de grands,
« puisqu'elles masquent la saveur du cacao, qu'elles épaississent consi-
« dérablement le chocolat, et en rendent la digestion difficile par la
« grande quantité de gluten qu'elles renferment, et qui, dans ce cas,
« n'est pas modifié par la fermentation panaire. Les fâcheux effets de la
« mixtion de ces substances avec le cacao sont nuls, ou beaucoup moins
« sensibles, en les remplaçant par la x......; en effet, par sa couleur,
« elle se rapproche davantage du cacao que les farines; mêlée, dans une
« certaine proportion, avec le sucre, elle acquiert une saveur très-agréable
« que ne peuvent prendre par un pareil mélange les fécules, dont l'*in-
« sipidité* est le principal caractère; elle épaissit infiniment moins le
« chocolat que ces substances: enfin, elle en rend la digestion facile
« aux personnes mêmes qui le digèrent le moins bien. L'incorporation de
« la x...... au cacao n'est donc pas une falsification; elle peut être avouée
« hautement, *car elle en augmente les propriétés hygiéniques;* aussi
« remplace-t-elle aujourd'hui, en Angleterre, où elle a été récemment
« introduite, toutes les substances amylacées qu'on faisait entrer dans
« la composition des chocolats.

« Quelle que soit la supériorité de la x...... sur les fécules et les fa-
« rines, elle n'est pas balancée par son prix, car elle ne vaut que 30 francs

« les 50 kilogrammes. Cependant si, faisant abstraction des avantages
« qu'elle offre sur les substances amylacées, vous ne preniez en consi-
« dération que son prix comparatif, je vous dirais que, sous ce rapport
« même, vous auriez de l'économie à l'employer, parce qu'avec une
« quantité moindre de cacao, vous obtiendrez des produits meilleurs
« qu'en faisant usage des fécules.

« Comme la prudence vous commande de douter de ce que j'avance,
« je fais mettre à votre disposition un échantillon de x...... suffisant
« pour quelques essais qui, je l'espère, prouveront l'exactitude des faits
« que j'établis,

« Recevez, etc. »

Nous avons fait préparer du chocolat en y mélant la substance si pom-
peusement annoncée. L'examen du chocolat, ainsi préparé, nous a fait
connaître que le mélange avait une saveur qui devait le faire rejeter par
toute personne qui avait fait usage de chocolat bien préparé.

On se demande, lorsque de semblables faits sont mis en pratique, si
la loi sur les falsifications ne devrait pas être révisée, afin d'y ajouter un
article ainsi conçu : *Toute personne qui donnera des indications sur
les moyens de frauder un produit quelconque, qui poussera les indus-
triels à falsifier quelque produit que ce soit, qui contribuera en quelque chose à la falsification, sera punie*, etc.

De tout ce que nous venons de dire, il est bien positivement établi
que le chocolat, cette substance alimentaire, souvent médicamenteuse,
est le sujet de falsifications nombreuses, et que cet aliment, très-sain
lorsqu'il est bien préparé, peut devenir nuisible et même dangereux par
suite de la cupidité de quelques-uns de ceux qui le préparent. Mais
comment fera-t-on cesser cette malversation ?

Il faudrait, pour atteindre ce but, de nouvelles lois ; il faudrait, pour
leur exécution, créer, non-seulement pour la ville de Paris, mais pour
toute l'étendue du territoire français, des Commissions spéciales per-
manentes pour l'examen des substances alimentaires, médicamenteuses
et commerciales. Ces Commissions auraient des laboratoires dans lesquels elles procéderaient, afin de déterminer la nature de ces substances, et d'établir si les marchandises examinées sont pures ou non. Ces
Commissions feraient acheter les marchandises qu'elles voudraient
examiner, et elles devraient être investies du droit de faire opérer la
saisie de ces marchandises *toutes les fois qu'elles seraient reconnues altérées ou falsifiées*, afin de déférer les détenteurs devant les Tribunaux.

C'est à l'aide de moyens semblables que l'on fera cesser les fraudes si dangereuses à la santé publique, fraudes qui sont si nuisibles à la prospérité de notre commerce à l'étranger.

On conçoit que la création de semblables Commissions nécessiterait des dépenses ; mais il en résulterait un bien immense pour la population et pour le pays.

La falsification du chocolat établie, il nous reste à indiquer les moyens de la faire reconnaître. C'est ce que nous allons essayer de faire.

Chocolats allongés par les farines et par de la fécule.

La falsification du chocolat par la farine et par la fécule étant celle qui est la plus usitée, nous allons d'abord nous en occuper. La détermination de la falsification et de la présence des produits amylacés dans le chocolat a dû paraître très-difficile, par la raison que l'on trouve dans les ouvrages scientifiques le résumé d'une analyse du cacao faite, *dit-on*, par Lampadius, analyse qui présente les résultats suivants :

> Huile (beurre de cacao)........... 53,10
> Albumine végétale............... 16.70
> Amidon........................ 10,91
> Gomme........................ 7,75
> Principe colorant rouge......... 2,01
> Fibrine........................ 0,90
> Eau........................... 5,28

On voit, d'après cette analyse, que 100 grammes de ces semences contiendraient 10 grammes 91 centigrammes, près de 11 grammes de matières amylacées ; *mais le fait est faux.* Déjà nous avions pu nous convaincre, par suite d'expériences que nous avions faites pour répondre à la demande d'un fabricant de chocolat, que les cacaos ne contenaient pas 10 pour 100 de matière amylacée ; que s'ils en contenaient, ce n'était que des traces, ce dont on pouvait facilement s'assurer. Plus tard, Julia de Fontenelle fit des recherches analogues ; plus tard encore, M. Delcher, qui a fait *une monographie du cacao,* monographie très-estimée, établit, d'après des expériences comparatives faites, 1° avec 100 parties de poudre de cacao ; 2° avec 99 parties de cacao et une partie d'amidon, que les cacaos contiennent à peine des traces de fécule, et qu'avec quelque attention et un peu d'habitude, on peut reconnaître et distinguer les chocolats additionnés de matière amylacée.

Tous les faits indiqués par Julia de Fontenelle, publiés par M. Delcher, ont été répétés par nous, sur des chocolats purs et sur des chocolats additionnés de fécule, et il nous est démontré :

1° Que les cacaos ne contiennent que des traces de fécule,

2° Qu'il est possible de reconnaître les chocolats qui contiennent des substances amylacées ;

3° Qu'on peut approximativement établir quelle est la quantité de matière amylacée introduite dans le chocolat.

Nous allons faire connaître les essais que nous avons faits à ce sujet.

Pour opérer d'une manière rationnelle, nous avons agi :

1° Sur du chocolat dit n° 1, composé de :

      Cacao-caraque pur..... 25   Sucre brut............ 25

      Cacao-maraignan 25   Sucre raffiné.......... 25

2° Sur du chocolat dit n° 2, composé de :

      Chocolat pur.......... 99   Farine................. 1

3° Sur du chocolat dit n° 3, composé de :

      Chocolat pur.......... 97   Farine................. 3

4° Sur du chocolat dit n° 4, composé de :

      Chocolat pur.......... 95   Farine................. 5

5° Sur du chocolat dit n° 5, composé de :

      Chocolat pur.......... 90   Farine................. 10

6° Sur du chocolat n° 6, composé de :

      Chocolat pur.......... 85   Farine................. 15

7° Sur du chocolat dit n° 7, composé de :

      Chocolat pur.......... 80   Farine................. 20

8° Enfin, sur du chocolat dit n° 8, composé de :

      Chocolat pur.......... 75   Farine................. 25

Voici le mode de faire que nous avons suivi :

On a préparé une *liqueur iodée normale* qui a servi à l'essai de ces huit espèces de chocolats, en prenant : iode pur, 5 décigrammes; alcool à 36°, 15 grammes; faisant dissoudre l'iode dans l'alcool, versant la solution alcoolique d'iode dans 1 litre d'eau distillée, agitant pendant dix minutes et filtrant (1).

Cette solution étant préparée, on agit de la manière suivante :

On prend 1 gramme du chocolat que l'on veut examiner ; on le divise,

---

(1) Cette solution doit être préparée chaque fois qu'on veut faire l'expérience. On peut, à volonté, préparer 1/2 litre, 1/4 de litre et même moins de solution, lorsqu'on ne veut faire que quelques expériences.

on l'introduit dans un ballon ; on ajoute 1 décilitre d'eau , et on porte à l'ébullition, qui est prolongée pendant *quatre minutes*. On retire du feu , on filtre la décoction qui sert à l'essai, et on la laisse refroidir. La liqueur étant refroidie, on en prend 5 centimètres cubes, on les place dans un verre à expérience ou dans un bol en porcelaine (1) ; puis on y verse de la solution iodée normale, en se servant d'un tube gradué en centimètres cubes, en versant successivement jusqu'à ce qu'on arrive à la teinte bleue. Si l'on a affaire à du chocolat pur, on n'obtient pas de coloration en bleu, ce qui, au contraire, s'observe si on a agi sur du chocolat qui contiendrait de la matière amylacée (fécule, farine).

Voici, d'ailleurs, ce que nous avons observé en agissant sur les chocolats des nos 1 à 8 dont nous avons parlé précédemment :

1° 5 centimètres cubes de la décoction obtenue avec le chocolat dit n° 1, ont exigé 13 centimètres d'eau iodée pour fournir une coloration vert-brunâtre, qui n'a passé ni au bleu ni au violet par l'addition d'une plus grande quantité du liquide iodé.

2° 5 centimètres cubes de la décoction obtenue avec le chocolat dit n° 2, ont présenté les réactions suivantes : par l'addition de 8 centimètres cubes de la solution iodée, on obtenait une coloration bleuâtre ; par celle de 15 centimètres, une coloration bleue plus marquée ; par celle de 22 centimètres, une coloration violette ; par celle de 30 centimètres, une coloration violette qui se maintient pendant quelques instants.

3° 5 centimètres cubes de la décoction obtenue avec le chocolat dit n° 3, ont présenté les réactions suivantes : par l'addition de 5 centimètres cubes d'eau iodée, légère coloration bleuâtre ; par celle de 10 centimètres, cette coloration est plus marquée, mais elle disparaît promptement ; par celle de 15 centimètres, la coloration bleue est très-marquée, mais elle passe promptement à la couleur lilas ; par celle de 22 centimètres, elle est d'un beau bleu , et elle reste stable pendant quelques instants.

4° 5 centimètres cubes de la décoction obtenue avec le chocolat dit n° 4, ont présenté les réactions suivantes : par l'addition de quelques gouttes d'eau iodée, on apercevait la teinte bleue ; par l'addition de 5 centimètres cubes, la coloration est bien visible ; par celle de 13 centimètres, la couleur est plus foncée ; enfin, avec 19 centimètres, la couleur bleue se maintient quelques instants.

---

(1) Ce vase vaut mieux pour observer les colorations.

5° 5 centimètres cubes de la décoction préparée avec le chocolat dit n° 5, ont présenté les réactions suivantes : par l'addition de l'eau iodée, il y a instantanément coloration en bleu; avec 5 centimètres cubes, beau bleu, mais qui disparaît; par 15 centimètres cubes, très-beau bleu qui se maintient un instant, puis qui passe au lilas; avec 18 centimètres, couleur bleue stable.

6° 5 centimètres cubes de la décoction obtenue avec le chocolat dit n° 6, ont fourni les réactions suivantes : par quelques gouttes d'eau iodée, coloration bleue; par l'addition de 2 centimètres cubes, bleu bien tranché; par 6 centimètres cubes, bleu foncé; par 9 centimètres, bleu déjà stable; par 12 centimètres, la stabilité est marquée.

7° 5 centimètres cubes de la décoction obtenue avec le chocolat dit n° 7, ont fourni les réactions suivantes : avec quelques gouttes d'eau iodée, coloration bleue; avec 2 centimètres, bleu marqué; avec 4 centimètres, bleu avec un peu de stabilité; avec 8 centimètres, stabilité plus marquée; avec 10 centimètres, la stabilité de la couleur est positive.

8° 5 centimètres cubes de la décoction obtenue avec le chocolat dit n° 8, ont fourni les réactions suivantes : avec quelques gouttes d'eau iodée, coloration indiquant la présence de la farine; avec 2 centimètres d'eau iodée, coloration en bleu; avec 4 centimètres, coloration et commencement de stabilité; avec 5 centimètres 1/2, stabilité plus marquée; avec 8 centimètres, stabilité complète.

Ces essais ont été faits et répétés à plusieurs reprises avec des résultats analogues. Des expériences ont été faites, à plusieurs reprises, devant des fabricants, et ils ont pu se convaincre, que par la pratique on pourrait reconnaître et distinguer un chocolat falsifié par de la farine ou par une matière amylacée de celui qui ne l'est pas, et, approximativement, dans quelle proportion la matière amylacée a été ajoutée au chocolat (1).

La stabilité de coloration des décoctions préparées avec les chocolats qui contenaient le plus de fécule nous ayant paru être plus grande, nous avons fait quelques essais pour reconnaître si l'on ne pourrait pas tirer parti de cette stabilité pour apprécier le degré de la falsification de ces chocolats. Pour atteindre ce but, nous avons fait bouillir avec 3 déci-

---

(1) On dit que les Mexicains ajoutaient au chocolat, pour lui donner de la consistance, un peu de farine de maïs?

litres d'eau, pendant l'espace d'un quart d'heure, 5 grammes des divers chocolats des n°s 1 à 8; les décoctions préparées, nous avons agi de la manière suivante :

On a pris 5 centimètres cubes de chacune de ces décoctions, on les a placées séparément dans des verres à expériences, on les a additionnées de 45 centimètres cubes de solution iodée, enfin on a étudié le laps de temps nécessaire pour la décoloration de ces liquides.

Le liquide provenant du chocolat n° 1 a exigé 1 heure 55 minutes.

Idem	n° 2	—	2	—	05	—
Idem	n° 3	—	2	—	25	—
Idem	n° 4	—	3	—	05	—
Idem	n° 5	—	5	—	30	—
Idem	n° 6	—	6	—	50	—
Idem	n° 7	—	4	—	58	—
Idem	n° 8	—	5	—	23	—

On voit que, sauf les n°s 7 et 8, la décoloration s'opérait plus lentement en raison de la quantité de farine ajoutée au chocolat. Le même fait a été observé sur les résidus; en effet, nous avons pris 1 gramme de chacun des résidus qui étaient restés sur les huit filtres; nous les avons placés séparément dans des verres à expériences, puis nous avons versé dans ces verres, en agitant avec une baguette de verre, de l'eau iodée normale, dans la proportion de 45 centimètres cubes pour 1 gramme de résidu. La décoloration du résidu provenant :

Du chocolat n° 1 s'est opérée en » heure 45 minutes.

Idem	n° 2	—	»	—	50	—
Idem	n° 3	—	2	—	10	—
Idem	n° 4	—	2	—	10	—
Idem	n° 5	—	2	—	20	—
Idem	n° 6	—	2	—	30	—
Idem	n° 7	—	1	—	55	—
Idem	n° 8	—	2	—	35	—

Nous avons arrêté là, pour le moment, les expériences sur la recherche de la fécule dans les chocolats; nous nous proposons de les reprendre plus tard sur d'autres données et d'après les observations que nous avons faites pendant que nous nous livrions à ce travail.

Les chocolats falsifiés par la farine, la fécule, les substances amylacées, fournissent, au lieu du liquide auquel on doit donner le nom de chocolat, *des liquides épais, visqueux, ayant quelquefois la consistance de la bouillie, de la colle de pâte, liquides qui sont d'une très-difficile digestion pour les malades.*

Si le consommateur veut, avec d'excellent chocolat, obtenir un liquide pâteux, il peut lui-même ajouter au liquide qui doit servir à faire le chocolat, et cela sera plus économique pour lui, une petite quantité de farine ou de fécule; il saura du moins le produit dont il fait usage, ce qu'il ne sait pas maintenant.

Chocolat allongé par de la dextrine, par de la xantine.

Nous avons dit qu'on avait proposé de se servir, sous le nom *xantine*, de la *dextrine* pour allonger le chocolat. Nous avons fait préparer de ce chocolat, n'ayant pu nous en procurer dans le commerce, puis nous l'avons essayé. Nous avons constaté que le chocolat qui contient de la dextrine peut être reconnu par la solution iodée.

A cet effet, on prend 5 grammes du chocolat soupçonné contenir de la dextrine, on les fait bouillir avec 200 grammes d'eau pendant dix minutes, et on filtre. Le liquide filtré, si le chocolat contient de la dextrine, acquiert par l'eau iodée une teinte lie de vin ou marron qu'il est très facile d'apprécier; couleur que ne prend pas la décoction obtenue avec le chocolat qui ne contient pas de dextrine.

Il faut avoir soin, lorsqu'on procède à ces sortes d'expériences, de les faire comparativement, en prenant, pour faire la comparaison, du chocolat pur.

Chocolat préparé avec des cassonades impures.

Le goût de ce chocolat, qui rappelle la saveur de la mélasse, peut mettre sur la voie. Assez souvent, lorsqu'on a préparé ce chocolat, on trouve au fond du vase un sédiment sableux, qui est dû à l'impureté du sucre brut employé.

Chocolat préparé avec la pâte de cacao privée en partie de beurre, et avec des résidus desquels on a extrait le beurre de cacao.

Le beurre de cacao étant d'un prix plus élevé que le cacao et que le chocolat, puisqu'on vend le beurre 12 fr. le kilogramme, a porté certaines personnes à extraire de la pâte de cacao destinée à la confection du chocolat une certaine quantité de ce produit. De plus, le beurre de cacao étant employé pour faire certains bonbons, nous avons su qu'on vendait les résidus desquels on avait extrait le beurre, et que ce résidu entrait dans la préparation de certains chocolats.

Nous avons vu des chocolats confectionnés avec de ces résidus; ils sont secs; laissés dans la main ou dans la poche ils ne se ramollissent pas par l'action de la chaleur; ils n'ont pas à la bouche ce *moelleux* particulier que l'on constate dans le bon chocolat.

Ce n'est que par la séparation du beurre de cacao, à l'aide de l'éther, que l'on peut arriver à reconnaître cette fraude. Pour cela, on prend le chocolat soupçonné; on le ratisse à l'aide de la lame d'un couteau, en ayant soin d'obtenir le produit le plus divisé possible; on prend alors 2 grammes de chocolat divisé, on les introduit dans un tube de verre fermé à l'une de ses extrémités, et on les traite par l'éther, continuant le traitement jusqu'à ce que l'éther qui a séjourné sur le chocolat ne salisse pas un papier joseph sur lequel on en laisse tomber quelques gouttes. On fait alors évaporer à l'étuve les liqueurs éthérées, et on pèse le beurre qui reste après l'évaporation. (*Il faut que le beurre soit bien sec et fondu.*)

Ordinairement on pèse la capsule avant d'y introduire la solution éthérée; on la pèse lorsque le beurre de cacao est privé d'éther et d'un peu d'eau qui reste dans la capsule, avec le beurre, lorsque l'éther est évaporé.

La quantité de beurre obtenue peut faire reconnaître si le cacao employé a été privé de la matière grasse. On peut se baser d'après les résultats suivants (1) :

100 grammes de cacao-maracaïbo nous ont fourni 51 grammes de beurre de cacao (moyenne de trois opérations).

100 grammes de cacao-maragnan nous ont fourni 56 grammes de beurre de cacao (moyenne de trois opérations).

100 grammes de cacao-caraque nous ont fourni 55 grammes de beurre de cacao (2) (moyenne de trois opérations).

---

(1) Il est probable qu'il y a des cacaos qui contiennent plus ou moins de matière grasse; mais la différence est trop grande pour qu'on puisse faire erreur et confondre le chocolat préparé avec un cacao moins riche en matière grasse et le chocolat préparé avec des résidus privés de beurre.

(2) Des expériences faites par M. Pommier lui ont donné les résultats suivants :

1° Pour le maragnan, 55 de beurre pour 100 de cacao ;

2° Pour le caraque, 50 de beurre pour 100 de cacao ;

3° Pour le maracaïbo, 50 de beurre pour 100 de cacao.

Lampadius avait obtenu 53 de beurre pour 100 de cacao.

100 grammes de cacao des îles nous ont fourni 45 grammes de beurre de cacao (moyenne de deux opérations).

On a dit que l'on avait quelquefois, dans la fabrication du chocolat, remplacé le beurre enlevé par des matières grasses (1).

Nous avons fait acheter les plus mauvais chocolats ; nous avons constaté que ces chocolats avaient été faits avec des cacaos privés d'une partie de leur matière grasse, mais qu'ils n'avaient point été allongés par des matières grasses étrangères.

On pourrait s'assurer de la présence de ces corps gras étrangers au chocolat, en faisant l'extraction de la matière grasse par l'éther, puis en prenant le degré de fusion de la matière obtenue.

On sait que le beurre de cacao se fond de 24 à 25° ; que lorsqu'il est allongé avec des graisses animales, il n'est fusible que de 26 à 28°. En se basant sur ces données, on peut s'assurer si l'on a affaire à du chocolat pur ou à du chocolat qui a été additionné. En effet, le suif de mouton n'est fusible qu'à 36°, le suif de veau qu'à 30°, la moelle de bœuf qu'à 37°.

Chocolat additionné de matières inertes, coques de cacao, etc.

Les recherches que nous avons faites sur des chocolats à bas prix, achetés dans Paris, pour y rechercher la présence de matières inertes, les coques de cacao, la sciure de bois (2), ne nous ont point permis de reconnaître cette fraude. Nous avons vu que le chocolat liquide préparé avec du chocolat dans la confection duquel on a fait entrer de ces substances, les laisse précipiter. Si on traite par l'eau, du chocolat pur et du chocolat contenant des matières inertes, on remarque que ces matières inertes se présentent sous la forme d'un dépôt qui peut être séparé et examiné pour en reconnaître la nature.

Chocolat contenant des matières fixes, du carbonate de chaux,
de l'ocre.

Nous avons eu à examiner :

1° Du chocolat qui avait été vendu comme *chocolat médicamenteux*. Ce chocolat, qui avait un nom très ambitieux, contenait du carbonate de chaux. Ce carbonate de chaux pouvait être décelé de suite par l'im-

---

(1) Les journaux ont fait connaître qu'à Metz on avait vendu des chocolats dans lesquels on avait remplacé le beurre de cacao par des graisses. Le cacao employé était du cacao avarié.

(2) L'emploi de la sciure de bois a été signalé par M. Stanislas Martin.

mersion du chocolat dans l'acide chlorhydrique étendu d'eau ; de plus, on retrouvait dans les cendres obtenues de l'incinération de ce chocolat le sel calcaire qui y avait été ajouté.

2° Du chocolat dans lequel on avait fait entrer de l'ocre rouge. Une portion de cette ocre se séparait lorsqu'on délayait ce chocolat dans de l'eau en assez grande quantité (20 grammes d'eau pour 1 gramme de chocolat), et qu'on laissait le liquide en repos.

3° Des chocolats dits *au carbonate de fer*, dans lesquels l'ocre avait été employée pour remplacer le carbonate de fer. Ce produit, qui pouvait être en partie isolé par des lavages, contenait et du sable et de la silice, indiquant la nature du produit ajouté au chocolat.

On peut, par la calcination et l'incinération, reconnaître si l'on a fait entrer des substances inorganiques dans la fabrication du chocolat. En effet :

1° 100 parties de chocolat confectionné avec 3 parties de cacao-maragnon, 3 parties de cacao-caraque et 5 parties de sucre, ont fourni, après l'incinération, 1,80 de cendres.

2° 100 parties de chocolat préparé avec 3 parties de cacao-maracaïbo, 3 parties de cacao-maragnan et 5 parties de sucre, ont donné 2,70 de cendres.

3° 100 parties de chocolat préparé avec 3 parties de cacao-caraque, 3 parties de cacao-guayaquil et 5 parties de sucre, ont donné 2,25 de cendres.

4° 100 parties de chocolat préparé avec 3 parties de cacao-maracaïbo, 3 parties de cacao-guayaquil et 5 parties de sucre, ont donné 2,70 de cendres.

Si l'on prend la moyenne de ces quatre opérations, on voit qu'on aurait en cendres, résidu de la combustion de 100 grammes de chocolat, 2,36. Pour peu qu'on ait ajouté des matières fixes au chocolat qu'on examinerait par ce procédé, le poids des cendres décèlerait facilement la fraude. L'examen des cendres pourrait ensuite indiquer à l'opérateur, quels sont les produits ajoutés au chocolat pour faire poids.

Chocolat dans lequel on a fait entrer des substances pouvant être nuisibles à la santé.

Nous devons le dire ici, nous n'avons jamais trouvé de chocolat contenant des matières toxiques. Cependant il résulte de faits judiciaires, qui, il est vrai, remontent à 1835, que l'on avait fait entrer dans des chocolats : 1° du sulfure rouge de mercure, du cinabre ; 2° du sulfure de mercure associé à de l'oxyde rouge de mercure. Ces chocolats ayant donné lieu à de graves accidents, deux fabricants furent traduits devant le Tribunal de simple police de la localité où le fait avait été constaté : l'un d'eux fut condamné seulement à 10 fr. d'amende, et le chocolat qu'il avait préparé fut confisqué et détruit. Quoiqu'on eût reconnu, par l'analyse faite par un pharmacien, que le chocolat de l'autre fabricant était falsifié, il fut renvoyé de la plainte en se basant *sur ce que la quantité de cinabre introduite dans ce comestible n'était pas suffisamment déterminée pour croire qu'il pût être nuisible.* Il y eut appel du jugement par le ministère public, mais nous n'avons pas su quel en avait été le résultat. (*Journ. de chim. méd.*, 1835, p. 305 et suiv.)

Pour reconnaître la présence de l'oxyde de mercure et le cinabre dans le chocolat, il faudrait le délayer dans l'eau, laisser en repos pendant quelques instants ; puis on décanterait les parties liquides et les matières légères, on traiterait ensuite par une nouvelle quantité d'eau, et on répéterait l'opération ; on recueillerait le dépôt, on le traiterait par l'acide nitrique en excès ; la liqueur nitrique serait ensuite évaporée presque à siccité et reprise par l'eau ; la solution filtrée serait examinée par les réactifs qui font reconnaître les sels de mercure : 1° la lame de cuivre décapée, 2° le chromate de potasse, l'acide sulfhydrique.

Chocolat qui pourrait contenir du cuivre ou du plomb.

On a dit que des chocolats contenaient : 1° du minium, de l'oxyde de plomb ajouté comme produit colorant ; 2° du cuivre provenant des vases employés dans les opérations.

Nous n'avons jamais eu à examiner de semblables chocolats. On pourrait très facilement reconnaître la présence de ces substances nuisibles : 1° en incinérant le chocolat ; 2° en traitant les cendres par l'acide nitrique, faisant évaporer jusqu'à siccité ; reprenant par l'eau et traitant par l'hydrogène sulfuré, qui précipiterait les métaux à l'état de sulfure, soit de plomb, soit de cuivre ; 3° en traitant ces sulfures par l'acide nitrique, qui donnerait lieu, avec le sulfure de cuivre, à du sulfate de cuivre soluble ; avec le sulfure de plomb, à du sulfate de plomb insoluble.

La solution de sulfate de cuivre par le prussiate de potasse donnerait lieu à une coloration qui varie de la couleur fleur de pêcher à la couleur marron, selon les quantités de sel ; mise sur une lame de fer décapé, elle donnerait à la partie touchée l'apparence du cuivre ; avec l'ammoniaque, on obtiendrait une coloration en bleu. Le sulfate de plomb n'est pas soluble dans l'acide nitrique, mais il est soluble dans l'acide hydrochlorique concentré ; touché avec une solution d'iodure de potassium aiguisée d'acide acétique, il acquiert une couleur jaune.

Cacao et chocolat en poudre.

On livre quelquefois dans le commerce, sous des noms divers, du *cacao pulvérisé* et mêlé à diverses substances. Nous avons eu à examiner, en 1850, une poudre dite *cacao impalpable*, qui n'était autre chose que du cacao privé de beurre, auquel on avait ajouté du maïs pulvérisé (de la farine grossière de blé de Turquie).

Ce que nous avons dit relativement aux chocolats allongés de farine peut être appliqué aux produits annoncés sous le nom de *poudre de cacao*. L'éther démontrera s'ils sont privés du beurre; l'eau iodée, s'ils sont allongés de maïs ou d'autres matières féculentes (1).

De tout ce qui vient d'être dit, il résulte que des produits vendus à bas prix sous le nom de chocolats ne sont autre chose que des mélanges variables, et qu'il serait indispensable que l'administration intervînt. Elle a défendu la vente des *sirops glucosés* sous le nom de *sirops de sucre, de gomme, de capillaire*, etc.; elle a exigé *des étiquettes spéciales pour les sirops glucosés*. On se demande s'il n'y aurait pas analogie, et s'il n'y aurait pas opportunité, sous le rapport de l'hygiène publique, de réglementer la vente du chocolat comme on l'a fait pour la vente des sirops , en exigeant que le chocolat soit vendu pour ce qu'il est et avec UNE ÉTIQUETTE INDICATIVE ?

Une question est celle du poids du chocolat, mais cette question est tranchée, *les tribunaux condamnent* les vendeurs qui livrent au public des chocolats qui, au lieu de peser 500 grammes (16 onces), ne pèsent que 436 grammes (14 onces).

---

(1) Le cacao en poudre examiné étant traité par l'eau, on pouvait en isoler, par dépôt et décantation , la farine de maïs qui était assez grossière.

(*Extrait du* Journal de Chimie médicale,
numéro d'avril 1853.)

Paris. — Typogr. de E. et V. PENAUD frères, 10, rue du Faub.-Montmartre.